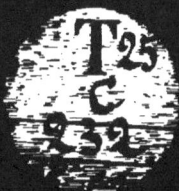

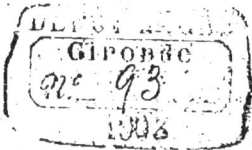

# DÉFENSE

DU

# VIN ET DES EAUX-DE-VIE

## FRANÇAIS

### EXTRAIT SEC ET BOUQUET DES VINS

PAR

## Le D' P. CARLES

Professeur agrégé de la Faculté de Médecine et de Pharmacie de Bordeaux
Lauréat de l'Institut (Prix Montyon 18)8)
Correspondant de l'Académie de Médecine
Chimiste-expert des Tribunaux.

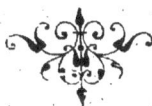

BORDEAUX

FERET & FILS, Libraires-Éditeurs

5, cours de l'Intendance.

PARIS

Les LIBRAIRES ASSOCIÉS, Éditeurs

11, rue de Buci, 11.

1903

# OUVRAGES ET TRAVAUX PRINCIPAUX DE L'AUTEUR

Qui se trouvent en vente chez les mêmes éditeurs.

---

# DÉFENSE

DU

# VIN ET DES EAUX-DE-VIE

## FRANCAIS

### EXTRAIT SEC ET BOUQUET DES VINS

PAR

## Le D' P. CARLES

Professeur agrégé de la Faculté de Médecine et de Pharmacie de Bordeaux
Lauréat de l'Institut (Prix Montyon 1878)
Correspondant de l'Académie de Médecine
Chimiste-expert des Tribunaux.

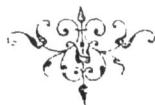

| BORDEAUX | PARIS |
| --- | --- |
| FERET & FILS, Libraires-Éditeurs | Les LIBRAIRES ASSOCIÉS, Éditeurs |
| 15, cours de l'Intendance. | 11, rue de Buci, 11. |

1903

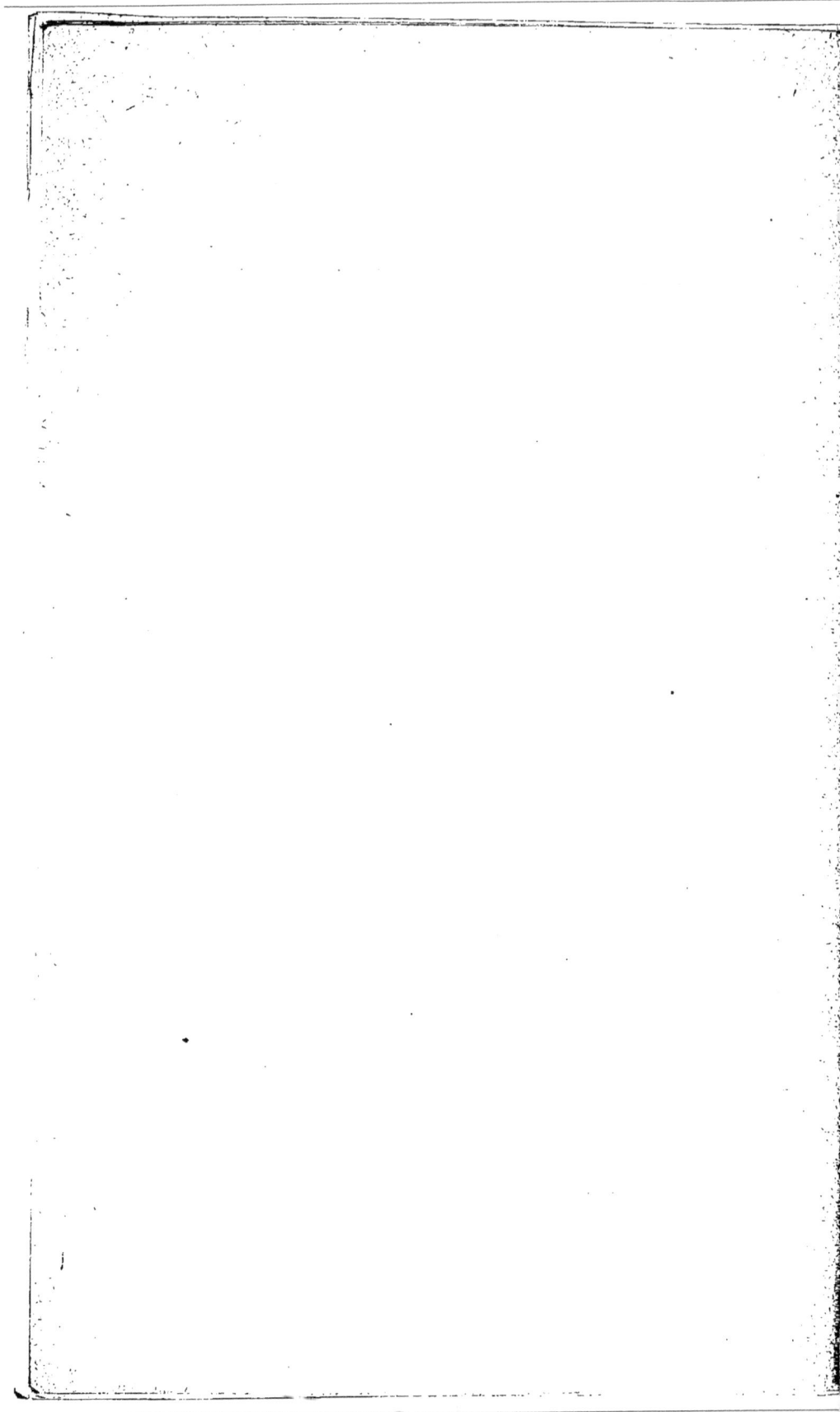

# DÉFENSE

DU

# VIN ET DES EAUX-DE-VIE

## FRANÇAIS

Le vin de tous les pays se compose : 1° de produits volatils tels que l'eau, l'alcool, les essences du raisin, les éthers..., et 2° de produits fixes dont la réunion forme l'extrait sec.

L'extrait sec est composé à son tour de principes immédiats organiques, tels que les tanins, les glycoses, la glycérine, les gommes, l'acide tartrique... et d'autres de nature minérale comme les phosphates de chaux et de magnésie, les sels de fer, de potasse, de chaux, les chlorures, les sulfates...

Dans les vins entièrement et normalement fermentés, le poids de cet extrait est généralement le double du nombre qui indique le degré alcoolique. Et comme le degré est plus élevé dans la plupart des vins extra-méridionaux (espagnols, italiens, portugais) que dans les vins français, il s'ensuit que ces derniers sont aussi plus faibles en éléments constituant le bloc de l'extrait sec.

Presque tous ces composants par leur nature sont capables de servir d'aliments. Aussi, nos concurrents viticoles ne manquent-ils pas de dire, *à l'étranger surtout*, qu'à volume égal leurs vins sont plus alimentaires, plus économiques et plus hygiéniques que les vins français.

Ceux qui tiennent ce langage ne proposent en vérité qu'une boisson plus accessible au mouillage commercial et dans laquelle figurent très souvent quelques grammes de mannite (¹). La mannite, à cette dose, échappe facilement à l'analyse et compte comme extrait sec normal, ce qui est faux; car elle résulte toujours d'une fermentation anormale, vicieuse, et elle n'est pas un aliment, quoiqu'elle soit physiologiquement fort innocente.

D'ailleurs, les producteurs de vins à gros extrait feignent d'oublier que le rôle hygiénique du vin est plus complexe, et que s'il agit en réalité comme aliment par cet extrait et même par l'alcool, il est parfois plus encore un excito-moteur et un stimulant des fonctions digestives.

Ce dernier rôle appartient surtout au bouquet.

Ainsi que son nom l'indique, le bouquet est lui-même de composition complexe et formé par la réunion de plusieurs principes odorants (²). Les plus importants sont les essences mêmes du raisin et les éthers.

Les essences varient non seulement avec chaque cépage, mais encore, comme pour l'oranger et autres, avec la latitude, la nature du sol et la topographie du cru où la vigne a fructifié.

(¹) A certaines époques les vins mannités font prime, parce qu'après pasteurisation ils servent à couper certains vins faibles et à grossir la dose d'extrait sec impérieusement réclamée par certains pays non viticoles.

(²) Pour la formation du bouquet, voir notre opuscule intitulé : *Bouquet naturel des vins et des eaux-de-vie*. Broch. de 20 pages, chez Feret et fils éditeurs, cours de l'Intendance, à Bordeaux.

Les éthers résultent de l'élaboration de la race de levure qui a fait fermenter le moût de raisin, de la température de la cuvée, de la constitution chimique du moût, des soins donnés au vin, et enfin de la combinaison qui s'opère entre les essences, les acides et les divers alcools qui existent dans tous les vins.

Ces dernières combinaisons éthérées, du moins quelques-unes d'entre elles, ne se forment qu'avec le contact des composants prolongé pendant des années, et aussi à l'aide d'une oxydation très lente et très modérée.

Tous ces corps, d'un poids excessivement minime, éminemment altérables au contact de l'air, très difficilement séparables en nature, ont une capacité odoriférante considérable. A la distillation ils accompagnent pour la plupart l'alcool et ils constituent dans l'eau-de-vie ce que les physiologistes ont appelé les impuretés de l'alcool, et ce que les distillateurs et consommateurs désignent, sous le nom de part la plus précieuse, la plus délicate, la plus essentielle, la part inimitable.

Ces éthers portés dans notre organisme *à dose massive* constitueraient assurément des poisons, comme le seraient sans doute dans de pareilles circonstances les mélanges qui forment toutes les odeurs de nos fleurs des champs, de serre et de jardin ; de nos fruits de verger ; des truffes des meilleurs crus et des épices les plus renommées.

A l'état de dilution, ainsi que la nature favorisée par l'art œnologique les présente dans les vins de France, ils constituent la partie la plus subtile de nos grands crus. C'est à eux surtout que ces vins doivent leur réputation archiséculaire et universelle. Ce sont eux qui font de nos Saint-Émilion, de nos Graves et de nos Médoc principalement des toniques inimitables pour les convalescents et les affaiblis, et de nos Champagne de vrais piles d'électricité physiologique. C'est à cause d'eux que les œnologues étrangers mettent de nos Bordeaux dans leurs vins à extrait abondant : pour parer à leur impuissance d'exciter les nerfs qui président aux fonctions digestives ; pour leur donner le pouvoir d'apaiser la soif quand on les mélange d'eau ; pour leur communiquer un peu de la magie avec laquelle ils restaurent les organismes fatigués ou malades. Et avec nos types girondins purs, cette stimulation est si douce, si ménagée, si exempte de surprises qu'il n'y a jamais ni congestion ni ivresse.

Ces bouquets, du reste, diffèrent notamment dans les vins rouges et les vins blancs de tous les pays. Les dégustateurs le savent bien. Voilà pourquoi, quand on les destine à la chaudière, retire-t-on des vins rouges surtout de l'alcool à haut degré, pauvre en bouquet (alcool de Montpellier), tandis qu'on fait exclusivement la bonne eau-de-vie ou alcool à degré faible et très bouqueté avec les vins blancs (Charentes, Gers). Voilà pourquoi aussi, quand ils veulent relever la platitude gustative des vins rouges et faire de ceux qui sont lourds à l'estomac des vins de digestion plus facile et plus agréable, les œnologues habiles les arrosent de vrais cognacs ou armagnacs. On sait que sous ces appellations on distingue des eaux-de-vie riches en produits éthérés et de la plus grande délicatesse, fournis par des cépages spéciaux de raisins blancs.

Disons, enfin, que si les eaux-de-vie sont d'autant

plus estimées qu'elles sont plus vieilles, malgré leur abaissement continu en degré alcoolique, c'est parce que la proportion de leurs produits éthérés croît au contraire en raison directe de leur âge (Rocques) ou plutôt de l'exosmose de l'eau et de l'alcool à travers le bois des petits futs.

Tout cela, on en conviendra, prouve bien que si l'extrait sec d'un litre de vin est un aliment de valeur, mais facilement remplaçable par du pain ou des fruits, il y a dans les vins quelque chose qu'on ne peut *remplacer par rien*, c'est le bouquet. Tous les vins ont le leur sans doute, mais d'espèce et de quantité bien dissemblables. Et lorsque la dégustation, l'hygiène et la thérapeutique ont pu s'entendre pour examiner parallèlement les vins des divers pays, elles ont toujours été d'accord pour déclarer partout qu'on ne trouve nulle part des vins à la fois aussi plaisants, aussi digestifs et aussi réconfortants que dans notre pays de France, et que parmi eux nos crus girondins figurent au premier rang.

Bordeaux. - Imprimerie G. Gousouilhou 11. rue Guiraude,

Égalisage des récoltes de vin, 1901, 0 fr. 30.
Soutirages d'hiver, 1901, 0 fr. 30.
Barriques, cuves, foudres, citernes à vin et le froid, 0 fr. 50.
Soutirages du printemps, 1903, 0 fr. 30.
Vinage direct et indirect du vin, 1903, 0 fr. 50.


## Pharmacologie et hydrologie.

Étude sur les quinquinas (1871), couronnée d'une *médaille d'or*
    par la Société de Pharmacie de Paris (épuisé).
Sur le givre de vanille (épuisé).
De l'action des agents chimiques autres que la chaleur sur
    les réactions chimiques, 1880 (épuisé).
Des cahiers de laboratoire et de l'officine (épuisé).
Poudres de cacao et chocolat (épuisé).
La diète lactée (épuisé).
Le pain des diabétiques, 0 fr. 75.
Les sous-nitrates de bismuth du commerce (épuisé).
Étuvage des farines d'armement, 0 fr. 50.
Pharmacologie des noix de kolas, 1897, 0 fr. 50.
Les eaux de lacs dans l'alimentation, 1899, 0 fr. 25.
Vanille et vanilline, 1901, 0 fr. 30.
Nouveaux éléments chimiques de l'eau de Néris-les-Bains,
    0 fr. 50.
Stage pharmaceutique avant et après la scolarité, 1901, 0,25.
Pharmacologie de la valériane, 1902, 0 fr. 60.
Plomb et eau potable.

Le Ministère du Commerce a souscrit à **400** Exemplaires de cette Notice pour l'envoyer à l'étranger, aux Consuls et aux Chambres de commerce français.